Contribution á l'Étude

DE

L'OMENTOPEXIE

PAR

Louis BASLEZ

DOCTEUR EN MÉDECINE

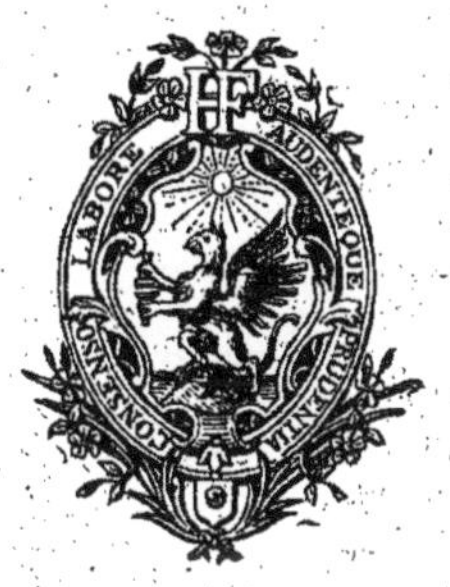

MONTPELLIER
IMPRIMERIE CENTRALE DU MIDI
HAMELIN FRÈRES
—
1904

CONTRIBUTION A L'ÉTUDE

DE

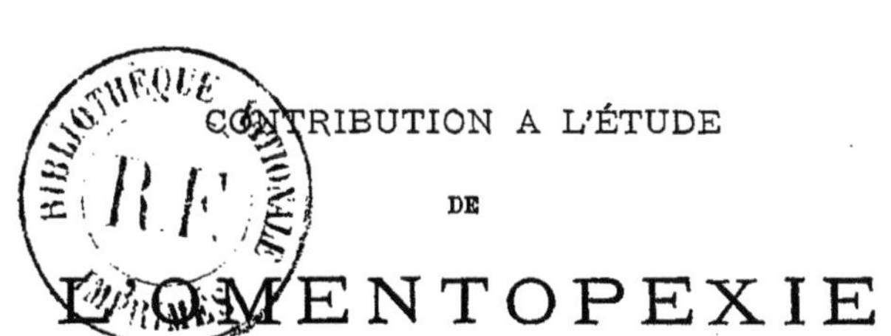

L'OMENTOPEXIE

Contribution á l'Étude

DE

L'OMENTOPEXIE

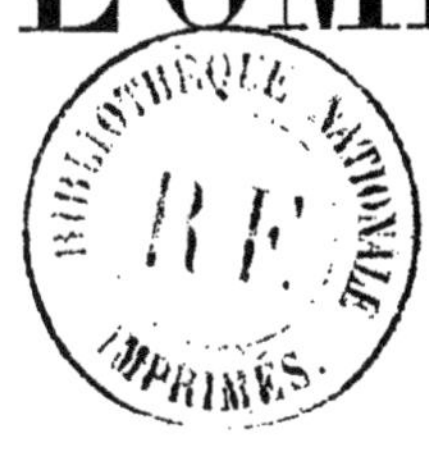

PAR

Louis BASLEZ

DOCTEUR EN MÉDECINE

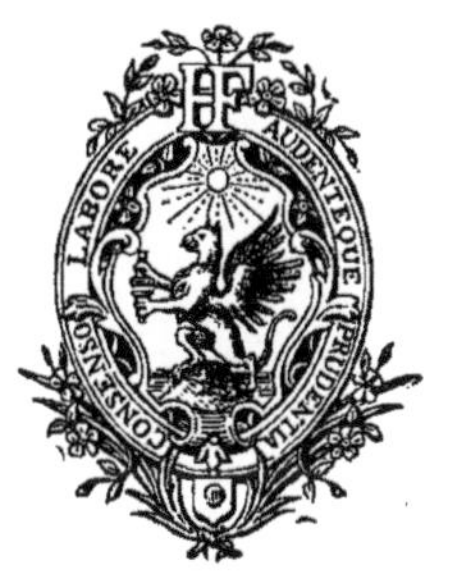

MONTPELLIER
IMPRIMERIE CENTRALE DU MIDI
HAMELIN FRÈRES

1904

A LA MÉMOIRE DE MON PÈRE

A MA TANTE ET MARRAINE MADAME CHASLES

A MES FRÈRES ET A MA SŒUR

A MA TANTE ET A MON ONCLE CARON

A MES COUSINS JOUVELLIER

L. BASLEZ.

AVANT-PROPOS

Sur le point d'accomplir ce dernier acte universitaire, je suis heureux de remercier :

Ma Mère, qui me poussa avec tant d'acharnement à faire mes études médicales, c'est à elle avant tout que je dois mon titre de docteur.

A tous nos maîtres de la Faculté de médecine de Paris, Cuffer, Rendu, Terrier, Guyon, Tuffier et Pinard, nous adressons les témoignages de notre reconnaissance et de notre profonde estime.

M. le docteur Brunswick, qui pendant les deux années où nous fûmes son interne à l'hôpital de Sadiki, nous considéra toujours comme un collaborateur et nous fit faire un très grand nombre d'interventions, nous sommes heureux de le remercier de l'initiative personnelle que, sous sa conduite, il a bien voulu nous laisser prendre.

Nous n'aurions garde d'oublier MM. les Professeurs de la Faculté de Montpellier, qui pendant le temps trop court passé dans cette école se sont montrés de la plus grande bienveillance à notre égard.

Nous remercions aussi tous nos camarades d'internat, qui dans les six hôpitaux où nous sommes allé comme interne, ont toujours été pour nous d'une amabilité et d'une cordialité parfaites, nous ne les quitterons qu'avec regret si nous ne pensions trouver chez nos futurs confrères la même correction dans nos rapports.

Enfin, hors de la sphère médicale, nous avons été en rapport avec de nombreuses personnes, quelques unes nous ont rendu de signalés services, toutes nous ont témoigné la plus grande bonté, qu'elles soient assurées de notre reconnaissance ; nous leur sommes tout acquis.

INTRODUCTION

Ayant eu l'occasion, à l'hôpital arabe de Tunis, où nous étions interne, d'assister à plusieurs omentofixations pour ascite par cirrhose du foie, nous sommes heureux d'en rapporter ici les résultats.

L'omentofixation, ou omentopexie, encore appelée opération de Talma, est d'origine étrangère et fut faite pour la première fois en 1889 par Van der Meulen, sous l'inspiration du professeur Talma, d'Utrecht. MM. Mongoin et Dubourg, de Bordeaux, et presque en même temps MM. Terrier et Tuffier, de Paris, l'importèrent en France en 1901.

L'omentofixation qui donna à l'étranger des résultats bien médiocres ne paraît pas avoir beaucoup mieux réussi en France, et ne s'est guère propagée, elle fut l'objet de trois thèses de doctorat :

Docteur Ernest Froment, Paris, 24 janvier 1901.
Docteur Cora Aubian, Bordeaux, 6 décembre 1901.
Docteur Alexandre, Paris, 1902.

Nous croyons ne pas faire œuvre tout à fait inutile en rapportant nos quatre observations personnelles et les reflexions que nous ont suggérés l'étude de ces travaux dont les conclusions sont tout à fait différentes.

Malheureusement les observations publiées jusqu'à ce jour sont, à part de rares exceptions, tellement incomplètes qu'on

x

ne peut juger sainement encore des indications et contre-
indications de cette intervention ni des causes auxquelles elle a
dû ses nombreux échecs. Nous nous estimerions trop heureux si, grâce à ce travail, les observations futures renfer-
maient tous les détails cliniques nécessaires pour permettre
en tout état de cause d'accepter ou de rejeter à tout jamais
cette opération. Jusqu'ici, en effet, sa seule indication repose
sur la considération à *priori* de son innocuité et sur l'absence
de tout autre moyen efficace dans une affection extrêmement
gênante pour le patient qui en est porteur et dont le dénoue-
ment plus ou moins éloigné est presque toujours fatal.

CONTRIBUTION A L'ÉTUDE

DE

L'OMENTOPEXIE

CHAPITRE PREMIER

L'OMENTOFIXATION, SON HISTORIQUE SA DESCRIPTION

En 1878 le docteur Eck, de Saint-Pétersbourg, pensant que l'ascite relevait simplement d'une hypertension portale due à la compression des ramifications de cette veine dans le foie cirrhosé, eut l'idée d'envoyer directement dans la veine cave inférieure le sang de la veine porte au moyen d'une communication permanente de ces deux vaisseaux. Cette opération extrêmement délicate fut essayée sur des chiens, puis abandonnée vue son peu de succès; il fallait, en effet, outre les difficultés opératoires, que l'anastomose ainsi créée ne soit ni trop petite pour ne pas se fermer, ou donner lieu à des embolies ni trop grande ; l'animal mourait d'auto-intoxication si la quantité de sang passant par le foie devenait insuffisante. La question semblait jugée lorsque, quelques années plus tard, Spillman reprit la dérivation portale en liant successivement les différentes veines mésaraïques après avoir fixé l'épiploon à la paroi abdominale : les résultats furent ici bien meilleurs et c'est en s'inspirant de ces travaux que le Professeur Talma, d'Utrecht, eut l'idée, en 1889, de l'appliquer à l'homme, voulant ainsi créer ou augmenter la circulation collatérale qui se développe souvent spontanément sur la paroi abdominaie des ascitiques. Sous son inspiration, Van der Meulen, en 1889, et Schelkly, en 1891, firent les deux premières opérations sur l'homme. Ce fut le début d'une série assez nombreuse puisque nous avons pu en réunir 113 cas.

Les procédés opératoires diffèrent un peu selon les chirurgiens, mais le but est le même, il faut à tout pris créer une dérivation au sang porte par les vaisseaux de la paroi.

Pour celà les uns (Morison, Terrier) font une laparotomie médiane sus ou sous ombilicale et se contente de suturer l'épiploon au péritoine pariétal. Les autres, Schiassi, Van der Meulen, font une incision en (T) soit sur le prolongement de la ligne mamelonnaire droite soit sur la ligne médiane, décollent de chaque côté le péritoine pariétal et introduisent l'épiploon entre celui-ci et la paroi.

Certains vont même jusqu'à insérer l'épiploon dans le tissu cellulaire sous-cutané, entre le plan musculaire et la peau. Enfin quelques chirurgiens préfèrent inciser parallèlement au rebord des fausses côtes, aviver le foie et le péritoine pariétal, glisser et suturer l'épiploon au foie et à la paroi.

Le procédé du professeur Terrier nous semble préférable, c'est d'abord le plus simple ; l'incision sur la ligne médiane offrant peu de chances d'éventration et permettant mieux qu'aucune autre de se rendre compte des lésions des divers organes de l'abdomen. Nous préférons mettre le milieu de l'incision au niveau de l'ombilic, une incision trop basse, en effet, pourrait, en obligeant à tirer un peu sur l'épiploon, couder le colon et produire une occlusion intestinale.

La rapidité de ce procédé permet, en outre, d'amoindrir les chances d'infection particulièrement faciles avec ce péritoine malade qui se défend mal. Les cas trop nombreux de péritonites post-opératoires dans cette affection en témoignent éloquemment.

Mais cette opération est-elle rationnelle, s'adresse-t-elle à la véritable cause de l'ascite, et enfin peut-on, malgré ses fréquents insuccès, fonder en elle quelques espérances ? C'est ce qui fera le sujet de nos prochains chapitres.

CHAPITRE II

PATHOGÉNIE DE L'ASCITE

La cirrhose périveineuse empêchant le sang de passer du système porte dans le système sus-hépatique à travers le foie, il faut le faire passer à côté, tel est le principe unique de l'opération de Talma et la circulation collatérale qui se fait souvent spontanément dans le cours de l'ascite, semble lui donner quelque créance. L'omentopexie s'adresse donc à l'ascite et non à la cirrhose, à l'effet et non à la cause, mais nous sommes trop heureux lorsqu'en chirurgie nous pouvons faire avec succès de la thérapeutique symptomatique.

Resterait à prouver que l'ascite est due à une hypertension portale et qu'elle n'est due qu'à cela ; il y a longtemps qu'à la théorie hépatique ou mécanique de l'ascite on a opposé la théorie péritonéale ou inflammatoire, et nous croyons avec notre regretté maître Rendu, « qu'en réalité le foie ne joue pas un rôle direct dans la genèse de l'ascite et qu'il faut attribuer au péritoine une part prépondérante. » Cette pathogénie de l'ascite est vraie non-seulement pour les cas de congestion du foie, mais aussi dans la cirrhose confirmée ; et ainsi s'expliquent les faits de sclérose du foie en apparence complètement guéris par les révulsifs et les diurétiques. Le parenchyme hépatique n'est en pareil cas nullement modifié, cela va sans

dire, mais la péritonite exsudative concomitante s'est résor-
bée et, comme elle était le symptôme le plus menaçant, sa
disparation fait croire à une guérison complète et définitive.
On ne comprendrait guère la fugacité de ce symptôme s'il
dépendait d'une gêne mécanique circulatoire permanente,
due à une sclérose irréparable. Au contraire, avec cette inter-
prétation, on conçoit pourquoi le repos, les diurétiques, les
applications de vésicatoires, de teinture d'iode ou même de
collodion peuvent modifier heureusement l'épanchement péritonéal.

Alexandre a, du reste, prévu l'objection : « A la théorie méca-
» nique de l'ascite, dit-il, on a opposé la théorie inflamma-
» toire. L'ascite serait due à une péritonite et le liquide
» aurait la composition d'un exsudat inflammatoire. » Fro-
» ment donne à l'appui de cette opinion cette description de
» Chauffart : « Dans la cirrhose atrophique la péri-hépatite
» est la règle ; tantôt une série d'adhérences fibroïdes serrées
» ou filamenteuses unissent le foie à la concavité du dia-
» phragme et à la paroi ; tantôt il y a simplement un état
» villeux et comme chagriné de la capsule de Glisson : » Nous
» nous permettons de rappeler que plus loin M. Chauffart
» ajoute : » Il ne faut attribuer à l'état du péritoine dans la
» pathogénie de l'ascite cirrhotique qu'un rôle accessoire et
» d'exception. C'est dans le foie lui-même que siège le grand
» obstacle. » (1)

» Nous pouvons opposer également à la théorie inflamma-
» toire l'article de Gilbert, pour qui *la composition chimi-*
» *que du liquide ascitique ordinaire est celle des épanche-*
» *ments séreux non inflammatoires*, c'est-à-dire que sa
» densité est faible (1010 à 1016), que sa réaction est alca-

(1) Charcot-Bouchard, *Traité de Médecine*. t. III, p. 831.

» line et qu'il ne contient que peu de matières solides : 20 à
» 25 grammes par litre, dont une moitié environ est formée
» de matières » albuminoïdes (sérum globuline). Il ne con-
» tient pas du fibrinogène aussi n'est-il pas spontanément
» coagulables.

» Nous avons fait faire l'examen du liquide ascitique d'une
» de nos malades (obs. 108) : il contenait 28 gr. 20 de matières
» solides, dont 14 gr. 20, presque la moitié, de matières albu-
» minoïdes ; à l'examen microscopique on ne trouva pas de
» leucocytes. Il est possible que dans certains cas d'autres
» éléments s'ajoutent aux causes mécaniques et que le liquide
» prenne les caractères d'un exsudat inflammatoire : c'est
» peut-être le cas des cirrhoses a début ascitique rapide et
» même brusque, mais c'est là une exception. Il y a toujours
» une période préascitique et l'ascite apparaît en même temps
» que les autres signes d'hypertension portale.

» Ceux qui nient l'origine mécanique de l'ascite devant
» l'évidence des résultats opératoires ont été obligés de
» rechercher la cause de la disparition de l'épanchement
» péritonéal, à la suite de l'omentofixation ailleurs que dans
» la formation des anastomoses porto-caves.

» La laparatomie seule serait pour certains auteurs unpro-
» cédé de guérison de l'ascite des cirrhoses comparables à
» la cure chirurgicale de la péritonite tuberculeuse. Rien
» n'est moins prouvé. Froment cite les observations réunies
» par Sallard. Il s'agit d'une hépatite (Second), d'une affec-
» tion biliaire (Routier), d'une angiocholite suppurée (Sallard),
» mais jamais d'une cirrhose veineuse. Le même auteur
» compare le procédé de Talma au procédé de cure de l'hy-
» drocèle par éversion ou par résection de la vaginale.

» L'irritation provoquée dans la cure de l'hydrocèle est
» amenée dans celle de l'ascite par l'incision de la paroi et

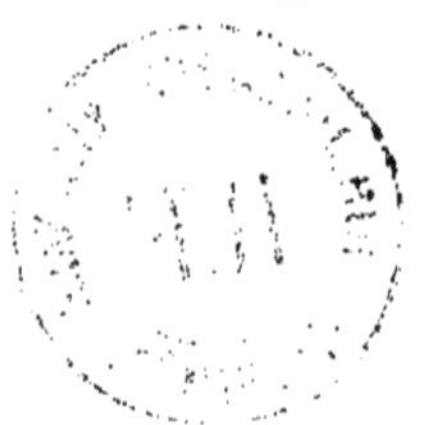

» la suture de l'épiploon aux lèvres de l'incision. » (Fro-
» ment). Cette comparaison n'est pas admissible : dans l'épi-
» plopexie la séreuse n'est ni éversée, ni réséquée, et il est
» bien plus simple d'admettre, comme le font la plupart des
» auteurs, que l'ascite survient lorsque le système porte est
» obstrué et qu'elle peut diminuer lorsqu'on pare à cette
» obstruction.

» L'observation de Delagénière n'infirme en rien ces idées :
» Dans un cas de cirrhose atrophique avec ascite énorme et
» léger ictère, le liquide péritonéal fit éclater la cicatrice
» ombilicale. L'épiploon fit hernie et des complications inflam-
» matoires se produisirent. Delagénière fit une omphalec-
» tomie, réduisit l'épiploon et termina l'opération par une
» fistule biliaire. L'état général s'améliora l'ascite et l'ictère
» disparurent. Il est possible que dans la cirrhose veineuse
» intervienne un élément infectieux sur lequel la fistule a pu
» agir favorablement, mais nous pouvons nous demander si la
» suture cystico-pariétale ainsi que les manipulations prati-
» quées sur l'epiploon n'ont pas amené un courant anastho-
» matique supplémentaire entre les deux systèmes porte et
» cave. »

Malgré toutes ces raisons, beaucoup de faits militent en
faveur de la théorie péritonéale et inflammatoire de l'ascite : la faible densité du liquide 1012 à 1016 prouve simplement que l'inflammation n'est pas très intense : dans les
liquides pleurétiques, en effet, la densité oscille entre 1010 et
1022. Puis l'ascite est presque toujours précédé, d'une phase
de tympanisme. « Les vents précèdent la pluie (Portal) et
évidemment ce tympanisme n'est pas dû à une hypertension
dans le système porte. La rate est souvent douloureuse
avant le foie « *Lœso hepati, lœditur lien* » Galien.

Enfin certaines cirrhoses même atrophiques, évoluent sans

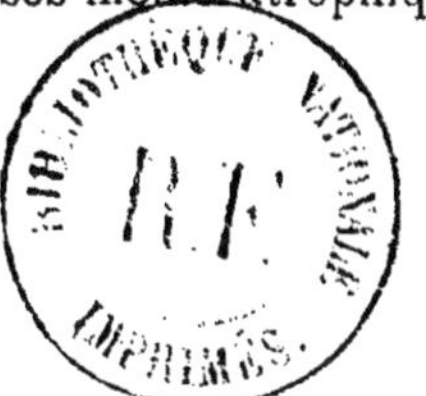

ascite (Hanot, *Arch. général. de Médecine*, 86). Du reste on ne voit pas pourquoi les produits irritants absorbés par la veine porte produiraient de la sclérose autour de ses capillaires dans le foie et n'en produiraient pas sur ceux de l'intestin.

La plus grande partie de l'absorption intestinale se fait d'ailleurs par les chylifères et l'existence même de l'hypertension veineuse n'expliquerait pas la transsudation; on sait en effet qu'on peut lier de gros troncs sans œdème consécutif. J'ai eu l'occasion, chez un arabe ayant reçu un coup de feu à la partie antérieure et supérieure de la cuisse, de lier la veine fémorale lésée sur une longueur d'un centimètre et demi environ; les jours suivants, il ne s'est produit dans le membre ni œdème ni abaissement de la température; alors que dans la moindre phlébite qui n'obture cependant pas le vaisseau on a un œdème considérable et une impotence souvent complète du membre; il est donc logique d'admettre pour la veine porte ce qui se passe pour une phlébite quelconque; dans les deux cas il y a phlébite et réaction non seulement des tuniques veineuses, mais aussi des tissus environnants du tissu cellulaire interstitiel pour le membre, du péritoine pour l'abdomen; et c'est à cette inflammation qu'il faut rapporter l'œdème ou l'ascite.

L'examen du péritoine dans les cas d'ascite, soit pendant l'opération, soit à l'autopsie, semble du reste confirmer cette hypothèse : ou bien on le trouve rouge, épaissi, vascularisé comme dans les malades opérées par MM. Terrier et Gosset (*Thèse Alexandre* obser. 107 et 108) ou au contraire il est lisse, épaissi, lavé; malade opérée par Alexandre (*in thèse* observ. 109). On voit donc que dans tous les cas le péritoine entre en cause et a une part certaine dans le développement de l'ascite; nous croyons même qu'il a une part prépondérante et l'hypertension portale n'est peut-être bien qu'une fiction.

Evidemment la tête du Méduse localisée presque toujours à la région hépatique dans les cas de cirrhose semble bien en faveur de la théorie mécanique, mais on se demande pourquoi l'organisme aurait recours, dans ce cas, à une voie si détournée, tandis que sur le trajet de la veine porte il pourrait se faire des dérivations beaucoup plus directes, beaucoup plus simples et pour ainsi dire physiologiques, par les nombreuses anastomoses qu'elle a avec le système cave ou azygos.

C'est en haut avec les veines du cardia du ligament suspenseur et par lui le groupe para-ombilical en bas les veines hémorrhoïdales et de la cavité de Retzius ; Luschka a du reste démontré *(die lage d. Bauchorgane des Menschen)* que la veine splénique communique avec l'azygos au niveau de la tête du pancréas.

Dans un cas d'oblitération de la veine porte, Reindfleish a vu le sang s'écouler par les veines spermatiques très dilatées, *(Histologie Patho. Traduction française de Gross, page 477)* et Hyrtl par un vaisseau de l'uretère.

De plus, si la théorie mécanique était réelle, nous devrions avoir de l'hypertrophie splénique. Or nous voyons que celle-ci est en somme assez rare et que lorsqu'elle existe, elle n'est certainement pas proportionnée à l'excès de tension. Du reste elle n'existe pas d'une façon constante et il serait intéressant de connaître les rapports avec l'état du péritoine, les cas où elle manque correspondant probablement à ces péritoines épaissis et lavés dont nous avons déjà parlé.

Nous regretterons également cette autre hypothèse d'Alexandre, d'après laquelle il y aurait hypertension sous-diaphragmatique correspondant à une hypotension sus-diaphragmatique, l'opération de Talma — nouveau lit de Procuste — devant tout ramener à une même mesure. Car si l'on admet que l'ascite est due à une hypertension, on ne peut pas prétendre que la pleurésie consécutive est, au contraire, due à une hypotension, et dans un certain nombre de cas on voit les deux épanchements réunis. (*Obs. 109, in thèse Alexandre*); ou bien il y a hypertension également dans le système veineux sus-diaphragmatique « les jugulaires sont turgescentes (*Obs. 108, même provenance*). »

Les insuccès constants de l'omentopexie dans les cirrhoses paludéennes nous ont fait penser qu'également l'état général, probablement plus profondément touché dans cette affection que dans les autres causes ordinaires de cirrhose, jouait un rôle important, nous admettrons donc comme étiologie de l'ascite :

D'abord l'inflammation du péritoine.

Puis la déchéance générale de l'organisme, la cirrhose hépatique n'intervenant que comme cause accessoire en créant l'hypertension ou mieux peut-être, en diminuant le pouvoir antitoxique du foie.

CHAPITRE III

L'OMENTOPEXIE DANS LES CIRRHOSES PALUDÉENNES

OBSERVATION I

(Clémenti 1900)

Cirrhose paludique. — Omentopexie. — Récidive

H., quarante-cinq ans. A commencé à avoir des fièvres paludéennes il y a 35 ans. On lui a fait déjà plusieurs paracenthèses.

L'ascite est considérable. Laparotomie. L'épiploon est insinué entre le péritoine pariétal et le reste de la paroi.

L'ascite récidive rapidement.

OBSERVATION II

(Pascale, 6 décembre 1900)

Cirrhose atrophique (paludique). — Omentopexie
par le procédé de Pascale. — Amélioration.

H., trente-cinq ans. Alcoolique, a eu la malaria, a déjà été ponctionné il y a neuf mois. Laparotomie médiane sus-ombélicale. Opération par le procédé de Pascale. Le foie est petit, granuleux. La rate est grosse. Avant l'opération le malade urine 800 grammes par jour. Il urine 1230 grammes cinq mois après l'opération. Un an après le malade est soulagé ; l'œdème a disparu. Il n'y a plus de dyspnée, mais l'ascite se reproduit.

OBSERVATION III

(SCHIASSI, 1900)

Cirrhose paludique. — Omentopexie. — Amélioration

Le cas pour lequel Schiassi n'employa pas son procédé fut celui d'une femme ayant une cirrhose paludéenne avec ascite abondante. Ici le résultat fut moins net, parce que l'épiploon ne fut pas suturé sous les muscles et parce que la cirrhose était déjà fort avancée quand on opéra. Néanmoins, l'amélioration fut notable et cette femme peut vaquer à ses occupations.

OBSERVATION IV

(PASCALE, 1901)

Cirrhose atrophique d'origine paludéenne

Mort 13 jours après d'une cachexie croissante.

OBSERVATIONS V, VI, VII ET VIII

Encore quatre malades opérés par Pascale en 1901, l'un d'eux mourut un mois après dans le marasme ; chez les autres l'ascite se reproduisit, l'opération ne donna aucun résultat sensible.

OBSERVATION IX

(INÉDITE)

Hassen ben Hassine, quarante ans, cultivateur à Soliman, entre à l'hôpital Sadiki pour ascite le 13 octobre 1902. Sa mère et ses frères sont atteints de paludisme, lui-même a ressenti, dit-il, son premier accès de fièvre il y a dix-huit mois. Aussitôt après son ventre se ballonne puis redevient normal. Ces alternatives durent cinq à six mois après lesquels le ventre reste ballonné et il entre à l'hôpital où, à dix jours d'intervalle, on lui fait deux ponctions, la première de 5 et la seconde de 10 litres, le malade se croyant guéri sort de l'hôpital, mais revient vingt-cinq jours après ou on lui fait encore deux ponctions de 10 litres à quinze jours d'intervalle.

Le liquide retiré est clair, jaune citron.

Opération de Talma le 15 décembre par le procédé de Schiassi, les suites immédiates sont assez bonnes la plaie se réunit par première intention, le malade urine davantage, 1150 gr. au lieu de 700.

Néanmoins, vingt jours après l'opération, le liquide se reproduit et, le 16 janvier, c'est-à-dire un mois après, nouvelle ponction de 10 litres environ. Puis le malade sort de l'hôpital peut-être un peu amélioré.

Il faut remarquer l'augmentation et la sécrétion urinaire qui est presque constante dans l'opération de Tahma, nous la trouvons relatée dans toutes les observations un peu détaillées que nous avons pu nous procurer. Peut-être, du reste, est-elle plus le fait du repos au lit et du régime lacté consécutif que de l'opération elle-même.

OBSERVATION X

(Inédite)

Mohamed es Salah ben Hadj, 45 ans, propriétaire, antécédents héréditaires nuls.

S'est toujours très bien porté et n'a jamais toussé, il y a 10 ans il contracta la syphilis et souffre d'attaques de palu lisme depuis 6 ans. Depuis 6 mois il présente de l'anorexie de la pesanteur après les repas, son ventre est gros depuis ce temps et il s'est déjà fait ponctionner deux fois en ville. Le malade présente une cachexie assez marquée et une anémie extrême, ses conjonctions sont complètement décolorées, il est amaigri et présente des tibias en fourreau de sabre, ni sucre ni albumine dans les urines.

Opération le 14 novembre par le même procédé que le précédent: le péritoine est épaissi, lisse, lavé, le foie dépasse les fausses côtes de 2 travers de doigt environ, la rate est très hypertrophiée et vient presque jusqu'à la ligne médiane.

Les suites sont normales et complètement apyrétiques. Mais l'ascite se reproduit, on lui fait sans succès quelques piqûres d'hermophényl, et 20 jours après une ponction de 10 litres environ. Le 16 décembre le malade quitte l'hôpital, la cicatrice est bonne mais la circulation collatérale est peu développée, en somme échec opératoire.

OBSERVATION XI

(Inédite)

Khalifa ben Lalyod, 35 ans, journalier au Fash. Il a la syphilis depuis 15 ans et son ventre grossit depuis 6 mois, il n'a jamais eu, prétend-il, d'accès de fièvre, cependant il vient d'un pays ou elles existent et présente tous les signes d'une cachexie palustre assez avancée. Rate assez grosse, anémie marquée, les urines sont claires et ne renferment ni sucre ni albumine.

Opération le 15 décembre, le péritoine est épaissi, les suites furent mauvaises, le malade eut un peu de fièvre, la plaie suppura et l'épanchement revint si bien qu'on fut obligé de le ponctionner 10 jours après, pour soulager la cicatrice.

Un mois après le malade sortit ayant subi une nouvelle ponction, la cicatrice était complètement fermée mais l'état restait sensiblement stationnaire.

OBSERVATION XII

(Inédite)

Mnaouar ben Sadok el Gharbi entre à l'hôpital le 5 janvier, son ventre est ballonné depuis 3 mois environ, le malade ne tousse pas, l'examen des poumons ne révèle rien, mais la voûte palatine est perforée et le malade se plaint de douleurs osseuses.

1° janvier, opération de Talma par le docteur Brunswic, les suites ne furent pas meilleures que chez les précédents et il fallut recourir aux ponctions.

Du reste chez ces quatre malades la tête de méduse ne fut jamais très apparente, ils présentaient dans la région sus-hépatique quelques veinosités que l'opération ne parut pas développer énormément. Il est vrai que ces malades partirent de l'hôpital souvent moins d'un mois après l'opération, malgré nos efforts pour les garder; l'Arabe, en effet, ne consent à rester à l'hôpital que l'orsqu'il en retire un bénéfice immédiat et, dans le cas contraire, il retourne à ses empiriques et je n'aurais pas attaché grande importance à ces quatre observations, d'ailleurs très incomplètes, si les résultats des autres omentopexies pour cirrhose paludéenne n'étaient venues corroborer leurs résultats.

Si bien que devant ces échecs continus on se demande s'il n'y aurait pas une cause particulière, probablement une déchéance plus complète de l'organisme qui enlèverait tout espoir de résultat.

CHAPITRE IV

RÉSULTATS DE L'OMENTOPEXIE

Du reste la cirrhose paludéenne n'est pas seule à causer des insuccès dans l'omentopexie, et nous verrons que dans les autres cirrhoses elle ne s'est pas montrée non plus très brillante.

C'est ainsi que sur 76 opérations exposées avec quelques détails dans la thèse du docteur Alexandre, nous trouvons :

> Morts 21 . . . . soit 28 %
> Améliorations ou état stationnaire 33 . — 43 %
> Guérisons 22 . . . . — 29 %

Les 21 décès sont dus à l'opération elle-même.

C'est le malade opéré par Vander Meulen qui meurt immédiatement.

Celui opéré par Drummond et Marrisson, qui meurt de péritonite aiguë l'orsqu'on l'opère d'une éventration consécutive à l'omentopexie.

Les 33 améliorés sont ceux pour lesquels l'opération fut inoffensive car le malade n'étant pas mort immédiatement, le chirurgien le trouve plutôt amélioré; peut-on appeler amélioré, en effet, le malade de Lens, qui meurt 5 mois après avec

6 ponctions, ou celui de Maurisson, qui meurt 19 mois après avec 69 ponctions.

Enfin, parmi les 22 guérisons toutes n'ont pas été définitives, probablement; du reste, parmi eux, 10 avaient une cirrhose hypertrophique et nous savons que l'ascite à gros foie guérit souvent spontanément ; un malade était un enfant de neuf ans opéré par Bosrontry (Observation 85, *Thèse Alexandre*) et n'avait très vraisemblablement qu'une tuberculose péritoniale ; un autre, opéré par Franke, était une jeune fille de quatorze ans, présentant un foie cardiaque avec ascite et hydrothorax qui guérit en trois mois, voilà certainement un succès mis bien gratuitement sur le compte de l'omentopexie.

Parmi ceux qui restent certains doivent leur guérison probablement aussi à une tuberculose méconnue, l'ascite dit par cirrhose est en effet bien difficile à distinguer de l'ascite par péritonite tuberculeuse, car la péritonite tuberculeuse ne présente pas toujours les 8 granulations caractéristiques, et il n'est pas impossible que l'ascite persiste après leur cicatrisation et la seconde malade opérée par M. Terrier, le 22 juillet 1902, me semble bien rentrer dans cette catégorie (*Thèse Alexandre*, observation 108). « La respiration est rude et l'expiration légèrement prolongée à gauche, en arrière et en avant. Le péritoine pariétal est rouge, épaissi, plus sombre par endroit ou il paraît davantage vascularisé. Le dixième jour après l'opération la malade présente les signes d'un épanchement pleural à droite. Deux thoracentèses sont faites le 1ᵉʳ et le 6 août ».

Est-ce à dire que l'omentopexie est incapable d'amener un résultat quelconque, nous ne voudrions pas aller jusque-là et dans certains cas il est difficile d'infirmer la tuberculose.

De plus le développement considérable que prend la circulation pariétale à la suite de cette intervention prouve que l'omen-

topexie a souvent une action réelle et efficace nous n'en vou-
lons pour preuve que les trois observations suivantes emprun-
tées dans la thèse d'Alexandre.

OBSERVATION LXIV

(Thèse d'Alexandre, GLANDOT, 1902)

Cirrhose hypertrophique. — Omentopexie. — Amélioration

Le nommé Augustin A., de Godarville (Hainaut), âgé de
dix-neuf ans, menuisier, entre à l'hôpital de « la Bloque » le
8 octobre 1901, était atteint de cirrhose hypertrophique du
foie avec ascite considérable. Il existe du côté gauche de
l'abdomen et de la poitrine un léger réseau de veines sous-
cutanées.

Les causes et la nature de cette affection nous échappent.
Elle aurait débuté insensiblement et sans douleur dans les
premiers jours du mois de juin 1901, pour prendre bientôt
une marche rapide, au point que le 5 juillet suivant on pratique une ponction évacuant 12 litres de liquide ascitique.
Celui-ci se reproduit bientôt. Deux jours après, nouvelle
ponction et ainsi de suite, de dix jours en dix jours jusqu'à
la onzième ponction, pratiquée le 30 septembre.

Inutile de dire que le malade a considérablement maigri
et qu'il se trouve dans état un précaire.

M. Colson intervient le 12 octobre. Il suit la technique de
Schiassi, que nous avons décrite plus haut, sauf une modifi-
cation qu'il apporte au premier temps. Au lieu de faire l'incision verticale parahépatique, il la fait médiane, sur la ligne
blanche de l'appendice xyphoïde à l'ombilic, voulant ainsi
éviter d'intéresser les vaissaux et rendre la perte de sang

nulle, avantage précieux pour notre malade fortement anémié.

Cette incision médiane a encore pour avantage de ne pas sectionner les origines des veines mammaires internes épigastriques, qu'on désire mettre en relation avec les veines épiploïques et de diminuer les causes des éventrations secondaires.

L'incision horizontale d'une longueur de 15 centimètres s'amorce au milieu de l'incision médiane.

Le ventre ouvert et le liquide évacué, on constate l'existence d'un foie cirrhotique à la période hypertrophique. La rate est également très tumifiée.

L'épiploon est épaissi, de couleur lie de vin. Il est attiré hors du ventre et la base est suturée aux lèvres des incisions péritonéales.

Alors le péritoine est décollé avec les doigts des muscles droits aussi loin que possible des deux côtés de la ligne médiane, et le tablier épiploïque y est introduit bien étalé et fixé. Suture du plan musculo-aponévrotique au catgut et et enfin celle de la peau aux crins de Florence.

Pas de drainage.

Les suites de l'opération furent on ne peut plus simples, complètement apyrétiques.

Quinze jours après l'opération, les plaies pariétales sont solidement réunies. Le foie a manifestement diminué de volume, ainsi que la rate ; l'épanchement ascitique n'est appréciable que dans les flancs ; le réseau veineux souscutané est de beaucoup plus apparent, surtout au côté gauche, où il ne l'était pas.

L'état général du malade s'améliore sensiblement. Néanmoins, dans les jours suivants, l'épanchement augmente au point que le 1er décembre, c'est-à-dire sept semaines après l'intervention, une ponction abdominale est indiquée. Elle évacue dix litres de liquide.

L'amélioration, un moment arrêtée, reprend son cours ; le malade gagne en poids et en force. Le foie et la rate diminuent de volume ; une tête de Méduse extraordinaire se développe à vue d'œil, au point de couvrir la partie antérieure du corps, depuis les clavicules jusqu'au pubis, d'un vaste réseau veineux ; l'épanchement est à peine appréciable.

Tout faisait espérer à Augustin, sinon une guérison prompte et complète, du moins que son séjour à l'hôpital de Gand ne serait plus de longue durée et qu'il pourrait bientôt rentrer dans sa famille, lorsque, dans les premiers jours de février, il contracta l'influenza, qui mit ses jours en danger. Sa convalescence fut longue et difficile pendant laquelle reparut l'épanchement abdominal assez abondant pour que, le 10 mars, une nouvelle ponction dut être pratiquée, on évacua douze litres de liquide.

Le surlendemain, M. Colson jugea opportun de renvoyer son malade à la campagne, sinon guéri, du moins notablement amélioré.

OBSERVATION CVII

(MÊME PROVENANCE)

Cirrhose hypertrophique avec ascite. — Ormentopexie. — Guérison.

Femme M..., âgée de trente-neuf ans, entre dans le service de M. le professeur Terrier, le 11 mars 1902. Rien de particulier dans ses antécédents héréditaires. Elle a été réglée à onze ans et demi. Mariée à dix-huit ans, elle a eu quatre enfants, le premier à dix-neuf ans, le dernier à trente ans. Les couches ont été bonnes. La ménopause est survenue il y a quatre ans. *Il y a six ans*, elle a eu une affection de poitrine qu'elle dit avoir été une *pleurésie.*

Cette affection a duré 8 jours. Depuis l'époque de la ménopause, elle prétend ressentir par moments des douleurs lombaires, des douleurs dans l'hypocondre droit et dans l'épaule du même côté. Ces douleurs, qui survenaient assez fréquemment, diminuèrent, dit-elle, lorsque commença l'augmentation de volume de son ventre.

Le début de l'affection actuelle ne peut-être exactement précisé. Elle se rappelle que depuis six mois le port du corset était douloureux, puis que son ventre augmenta de volume, surtout dans les trois derniers mois qui précédèrent son entrée à l'hôpital. Elle dit éprouver depuis quatre ans des troubles digestifs ; les digestions sont difficiles, l'appétit est très faible, elle a eu plusieurs reprises de vomissements, et la nuit elle souffre fréquemment de douleurs épigastriques. Elle a, de plus, beaucoup maigri, et ses forces ont diminué.

État actuel. — En dehors de son état de faiblesse, la malade présente des symptômes digestifs et des signes physiques du côté de l'abdomen.

L'anorexie est presque complète; les quelques aliments que prend la malade, en dehors du lait, ne sont pas digérés. Le plus souvent elle a de la diarrhée; les selles sont jaunes, presque blanches. Elle présente des hémorroïdes sans hémorragie.

Pas d'ictères.

Les douleurs abdominales existent toujours; l'abdomen est volumineux et on trouve tous les signes d'une ascite libre. Rien au poumon, rien au cœur.

Le 1er avril 1902, ponction. On retire cinq litres de liquide jaune verdâtre clair. On ne retire pas davantage de liquide, la malade supportant mal la ponction. Après la ponction, on sent que la *rate n'est pas hypertrophiée*, mais que le foie est

\olumimeux. Il remonte jusqu'au quatrième espace intercostal et descend à trois travers de doigt au-dessus du rebord des fausses côtés. La matité mesure 20 centimètres sur la ligne mamelonnaire.

Urines . . . . 625 grammes par jour.
Réaction acide. . . . . »
Densité 1.014
Urée . . . . 21 gr. 739

OPÉRATION. — Le 28 avril, par M. le professeur Terrier. Aide : M. Gosset ; chloroforme : M. Bourreau. — Laporotomie médiane sus et sous-ombilicale de 10 centimètres environ passant à gauche de l'ombilic. Évacuation du liquide ascitique.

Le foie est augmenté de volume ; il est dur, présente plusieurs élevures et, en un point, une tache blanchâtre ; la vésicule biliaire est dilatée, mais ne contient pas de calculs : Fixation du grand épiploon à la paroi comme à l'observation suivante, au moyen de dix points de suture formant un demi-cercle à pôle inférieur. Suture de la paroi en trois plans par points séparés ; dans les sutures péritonéales on reprend l'épiploon ; les sutures sont faites à la soie, la peau est suturée aux crins.

On fait 1000 grammes de sérum dans la journée.

Du 28 avril au 5 mai, la quantité d'urine n'augmente pas et la malade a quelques phénomènes de congestion pulmonaire qui nécessitent des ventouses et de la caféine.

Le 6, 1000 grammes d'urine.

A partir de ce jour, la quantité varie entre 12 et 1500 grammes.

Le 10, le ventre est encore légèrement tendu.

Le 13, son volume commence à diminuer.

Elle quitte le service le 17 mai.

Examen pratiqué au mois de juillet. — La malade vaque à ses occupations, elle se dit forte et a augmenté de poids. Elle n'a plus de troubles digestifs, jamais de vomissements, jamais de douleurs épigastriques. Parfois, elle a eu quelques douleurs abdominales, mais fugaces. De temps en temps, elle a des maux de tête, comme elle en avait avant l'opération. Elle n'a ni constipation ni diarrhée, et urine abondamment. La cicatrice abdominale est souple, mais la paroi flasque et la malade porte une ceinture. Le volume du foie est toujours semblable. Pas de trace d'ascite.

Nous avons récemment eu des nouvelles de la malade. Elle est en excellente santé.

OBSERVATION CVIII

(Même provenance, 1er juillet 1902)

Cirrhose hypertrophique avec ascite. — Omentopexie. — Récidive.

J.., Catherine, âgée de quarante-trois ans, couturière, entre le 28 juin 1902 dans le service de M. le professeur Gilbert, à l'hôpital Broussais, d'où elle part le 10 juillet, pour entrer à la Pitié, dans le service de M. le professeur Terrier.

Antécédents héréditaires. — Père mort à soixante-quinze ans, de cause inconnue ; mère morte à soixante-sept ans, paralysée. Un frère mort d'accident à quarante ans. Un frère de vingt-huit ans bien portant. Une sœur morte à quarante sept ans de cirrhose du foie. Une sœur bien portante âgée de trente-huit ans.

La malade s'est mariée à dix-neuf ans. Son mari est bien portant. Elle a eu quatre enfants ; l'un est mort d'accident à trois ans, les autres sont bien portants.

Antécédents particuliers. — A l'âge de sept ans, la ma-

lade a eu une adénite inguinale, et à la même époque, elle fut
prise de troubles de la parole et de troubles nerveux qui ces-
sèrent pour ne plus se reproduire.

Jusqu'à il y a six mois, sa santé a été excellente. Elle boit
habituellement 1 litre de vin par jour, un petit verre de liqueur
après chaque repas, parfois un apéritif. Il y a six mois, elle
eut des crises nerveuses la prenant brusquement. Soudain,
elle tombait, se débattait, se mordant la langue, mais n'uri-
nant pas sous elle. La crise durait 2 ou 3 minutes et se termi-
nait par un sommeil d'une heure environ. Ces crises survin-
rent tous les 5 ou 6 jours environ pendant un mois. Il y a cinq
mois, elle eut une grande perte rouge, puis ses règles disparurent. A la même époque, son ventre augmentant de volume,
elle se crut enceinte. Mais le volume du ventre devint considérable. Elle entre une première fois à l'hôpital Broussais dans
le service de M. Oettinger. Elle souffrait dans le côté droit
et elle présentait une teinte jaune foncé assez accentuée. On
la mit au régime lacté et on lui fit une ponction qui permit de
retirer 12 litres de liquide clair jaune citron.

Elle sortit de l'hôpital douze jours après son entrée, moins
jaune et très améliorée. Six semaines après sa sortie, son
ventre augmente de nouveau de volume. Elle retourne dans
le service de M. Oettinger où on pratique une nouvelle ponction. Elle retourne chez elle et reprend ses occupations ; mais
les phénomènes primitifs se reproduisent rapidement et elle
se fait admettre dans le service de M. le professeur Gilbert,
puis dans celui de M. le professeur Terrier.

État actuel. — La malade, en dehors de la teinte foncée
et pigmentée qu'elle avait à l'état normal, présente une *colo-
ration nettement jaune* ; les conjonctives et la muqueuse de
la face inférieure de la langue ont également une teinte icté-
rique. En découvrant la malade, ont est frappé de la maigreur

de ses membres inférieurs contrastant avec le volume de l'abdomen. Sur les membres on remarque quelques navi pigmentaires, ainsi que des lésions de grattage. Le ventre est très distendu, la cicatrice ombilicale est déplissée. Une circulation veineuse supplémentaire existe au-dessus de l'ombilic, des deux côtés au-dessous de l'ombilic exclusivement à droite. Jamais la malade n'a eu d'épistaxis, ni d'hématémèse. *Elle n'a pas d'hémorroïdes.*

APPAREIL DIGESTIF. — L'appétit est conservé, la malade n'a pas de dégoût pour la viande. La langue humide est blanchâtre, rosée sur les bords. Les selles sont régulières. Pas d'hémorroïdes.

Le foie et la rate ont pu être palpés et persécutés après une ponction pratiquée le 2 juillet. Par cette ponction on a retiré 8 litres 500 d'un liquide jaune-verdâtre opalescent, de densité 1,010, de pression intra-ascitique 14.

Après la ponction, on voit une saillie dépassant de trois travers de doigt l'appendice xiphoïde et s'abaissant dans l'inspiration. Cette saillie se continue à droite par un rebord oblique suivant à peu près le rebord des fausses côtes.

Au palper on sent ce bord antérieur du foie, dur et tranchant, à surtout gauche, un peu en dedans de la ligne mamillaire, ce bord suit un ligne oblique en bas et à droite. Son point déclive est sur la digite médiane à 7 centimètres de l'ombilic. De ce point, il remonte, formant une encoche et redescend jusqu'à trois travers de doigt de l'épine iliaque antérieure et supérieure. Sa limite supérieure répond à la cinquième côte.

La matité à : 12 centimètres sur la ligne médiane.
      —   15 centimètres sur la ligne mamelonnaire.
      —   16 centimètres sur la ligne axillaire.

La rate, qui paraît de consistance normale, *dépasse de deux travers de doigt* le rebord costal.

APPAREIL CIRCULATOIRE. — Le pouls, plus petit que nor-
malement, est rapide (125 en moyenne) avec une température
normale. La tension artérielle est de 13. Le sérum est très
teinté et donne une réation positive au réactif de Gmelin.

Les jugulaires sont turgescentes et animées de battements.
La pointe du cœur bat dans la cinquième espace un peu en
dehors de la ligne mamelonnaire. Rien d'anormal à l'auscul-
tation.

APPAREIL PULMONAIRE. — Ni toux, ni crachats. Respiration
rude et expiration légèrement prolongée à gauche, en avant
et en arrière.

APPAREIL GÉNITO-URINAIRE. — Réglée à quatorze ans.
Règles régulières avant la ménopause, qui a eu lieu il y a six
mois.

> Pas de pertes blanches.
> Urines peu abondantes.
> Ni sucre.
> Ni albumine.
> Pas d'indican.
> Urobiline abondante.
> Réaction de Gmelin négative.

OPÉRATION. — Le 29 juillet 1902, par M. le professeur
Terrier. Aides: MM. Gosset et Alexandre. Chloroforme:
M. Bourreau.

L'opération a duré quarante-trois minutes et nécessité
l'emploi de 31 centimètres cubes de chloroforme.

Lavage de la paroi abdominale à l'eau et au savon, puis au
sérum. Incision médiane d'environ 10 centimètres commen-
çant à deux travers de doigt au-dessus de l'ombilic et passant
à 1 centimètre à gauche de celui-ci. La peau, le tissus cellulaire et l'aponévrose sont incisés successivement ; quelques

pinces hémostatiques sont placées sur les points qui saignent. L'hémorragie de la paroi est assez abondante.

Le péritoine incisé, une grande quantité de liquide jaune citron s'écoule. On favorise la sortie du liquide en déprimant légèrement le paroi. Avec l'aspirateur on évacue encore une certains quantité de liquide, mais il en reste certainement encore.

Le péritoine pariétal est épaissi, rouge, plus sombre par endroit ou il paraît davantage vascularisé. Sa section donne du sang, surtout au voisinage de l'ombilic où une grosse veine apparaît dans le tissu cellulaire sous-péritonéal. Les bords du péritoine sont saisis aux extrémités de l'incision avec quatre pinces américaines.

Le foie dépasse le rebord costal. Il est dur et son bord est mousse. La surface présente un aspect blanc nacré avec par place quelques points rappelant de loin la couleur normale du tissu hépatique. Au toucher, la surface est inégale C'est un type de foie cirrhotique.

La vésicule biliaire distendue par du liquide se laisse facilement vider ; elle ne contient pas de calculs. Cette exploration, bien que très légère, suffit à produire une hémorragie, très peu abondante, il est vrai.

Vers la gauche, l'extrémité du foie adhère à la rate. Celle-ci peu augmentée de volume, mais dure et d'un blanc nacré comme le foie, semble confondue avec l'extrémité gauche du foie d'une part, de l'autre avec l'angle gauche du côlon.

Le grand épiploon est rétracté vers le côlon et l'estomac. Il forme une corde épaisse et *de consistance plus ferme qu'*à *l'état normal.* Au premier abord, il semble qu'il serait impossible de l'attirer. Mais on arrive à l'étaler et à l'opposer à l'ouverture abdominale d'une de ses extrémités à l'autre. Il est non seulement étalé de haut en bas, mais aussi transversalement formant sous l'incision et le péritoine pariétal un plan semi-ovalaire à pôle inférieur d'environ 6 cent. de large.

Avec les pinces américaines on soulève et on retourne vers l'extérieur la lèvre gauche de l'incision péritonéale. A 4 centimètres du bord avec l'aiguille de Reverdin, on passe successivement 4 fils comprenant d'une part le péritoine, l'aiguille pénétrant et sortant par la face viscérale, d'autre part l'épiploon. Ainsi chacun des fils applique l'épiploon au péritoine à distance des lèvres de l'incision. Un point est placé de la même façon dans l'angle inférieur de la plaie et 4 points sont mis du côté droit.

L'épiploon saigne un peu au niveau de quelques points ; mais l'hémorragie s'arrête et une seule ligature suffit.

Suture du péritoine à points séparés par dessus l'épiploon M. Terrier ne prend pas l'épiploon afin de ne pas causer une hémorragie.

Suture de l'aponévrose à points séparés.

Toutes ces sutures sont faites à la soie fine.

Suture de la peau avec des crins très rapprochés.

SUITES OPÉRATOIRES. — Des injections de sérum, d'éther, de caféïne sont faites pendant les 3 jours qui suivent l'opération.

Les premiers jours, l'état général est très bon.

Le septième jour, on constate de la dyspnée, des signes de congestion pulmonaire.

Le dixième jour, la *malade présente les signes d'un épanchement pleural à droite*. Deux thoracentèses sont faites le 1er et le 6 août.

Le 10 août, 19 jours après l'opération, la plaie abdominale est complètement cicatrisée, l'ascite ne s'est pas reproduite, mais l'état général était semblable à celui qu'elle présentait avant l'opération, plutôt meilleur.

La malade veut quitter l'hôpital.

CONCLUSIONS

L'omentopexie est encore à l'étude et il serait prématuré
de porter sur elle un jugement définitif.

Pour les partisans de la théorie mécanique de l'ascite elle
est très rationnelle et on ne peut être qu'étonné de ses nombreux insuccès.

Partisan convaincu de la théorie inflammatoire, nous la
comprenons moins bien ; cependant il ne faut pas oublier
qu'elle a eu quelques succès. Du reste la production spontanée
de la tête de Méduse et surtout son accroissement rapide
post-opératoire sont des faits qui militent éloquemment en sa
faveur.

Néanmoins, nous croyons avec Froment que dans l'omentopexie la guérison vient beaucoup plus de la laparotomie
qu'elle nécessite, que de l'opération elle-même.

En effet, dans la péritonite tuberculeuse nous obtenons
très souvent la guérison par la seule laparatomie alors que
les ponctions simples ou suivies d'injection d'air, d'oxygène,
ou de naphtol camphré avaient échoué. Or, dans cette affection, sur quoi agissons-nous, est-ce sur le microbe de la tuberculose qu'une brusque entrée d'air et de lumière fait tomber
en catalepsie ou n'est-ce pas plutôt sur le péritoine dont la
nutrition est profondément modifiée par un brusque change-
ment de pression ; si donc la laparotomie agit sur le péritoine

dans la péritonite chronique tuberculeuse pourquoi n'agirait-elle pas sur lui dans la péritonique chronique cirrhotique.

A notre avis donc, la laparotomie est indiquée dans toute péritonite quelle qu'en soit la cause et par conséquent dans la péritonique cirrhotique.

L'opération aura du reste d'autant plus de chances de réussir que l'affection sera moins ancienne, que le péritoine sera plus enflammé ; notre action sera évidemment plus grande dans ce cas que dans les péritoines é, ais, lisses, lavés, dont nous avons déjà parlé, et, c'est probablement à cette cause que tiennent nos insuccès dans l'ascite d'origine paludéenne.

Mais à quoi reconnaître ces péritoines? Correspondent-ils à la cirrhose hypertrophique ou à la cirrhose atrophique ? C'est une question à laquelle nous ne pouvions encore répondre ; nous ne croyons pas pour notre part que l'évolution de la péritonite soit fortement liée à celle de la cirrhose, l'avenir permettra problablement de résoudre ce problème d'une façon plus certaine ; toutefois il est probable que le plus souvent un péritoine enflammé correspond à une cirrhose hypertrophique.

On pourra nous objecter encore que dans la cirrhose hypertrophique l'ascite se guérit souvent spontanément et qu'alors l'intervention est inutile.

Evidemment dans la cirrhose hypertrophique il y a quelques guérisons spontanées, néanmoins c'est loin d'être la règle et lorsque l'évolution de la maladie nécessite les ponctions, il y a à notre avis indication d'opérer. Une simple laparotomie semblerait plus efficace qu'une ponction et n'est pas plus dangereuse ; dans certains cas même où il y a adhérence de l'instestin à la paroi, la ponction, moyen aveugle, est beaucoup plus dangereuse.

Il est vrai que ces adhérences n'existent guère que dans la péritonite tuberculeuse, mais on n'est jamais à l'abri d'une erreur de diagnostic.

Puis la laparotomie étant faite, il sera bon de comprendre l'épiploon dans la suture du péritoine, l'opération n'en sera pas plus compliquée et le malade aura toutes les chances de guérison de son côté; les théories doivent abdiquer devant la clinique.

Les décès assez nombreux qui assombrissent la statistique de cette opération sont dus : les uns au malade lui-même, qui présentait au moment de l'opération une cachexie trop pro-prononcée, d'autres aux procédés trop compliqués qu'on a voulu employer, et le malade déjà épuisé n'a pu supporter une longue intervention.

Nons n'hésiterons pas non plus à accuser les chirurgiens eux-mêmes; il est inadmissible qu'à notre époque une pareille intervention fasse mourir les malades de péritonite aiguë.

Nous ne pouvons terminer sans attirer l'attention sur cer-tains troubles toxi-nerveux que quelques malades ont présen-tés ; accidents semblables à ceux présentés par les animaux à qui l'on a enlevé le foie.

Ces accidents furent du moins les plus passagers et mon-trent qu'il s'est créé non pas peut-être tant une accutumance qu'une suppléance sans que l'on puisse dire à l'heure actuelle de quel organe elle vient.

BIBLIOGRAPHIE

ABRAFANOFF. — Vratzhobnia gazeta, juillet 1902, t. VIII, n° 29, p. 527 (Alexandre, Thèse de Paris, 1903).

AUBIAN (Mlle). — Étude critique sur l'omentoxation (Thèse de Bordeaux, 1901).

BERMISSOVITCH. — Vratch, 1901, t. I, n° 7, p. 199 (Presse médicale, 1er juin 1901, n° 44, p. 260).

BERNARD. — Du drainage des voies biliaires dans les cirrhoses du foie (Thèse de Paris, 1900-1901, n° 413).

BOURREAU. — Traitement chirurgical de l'ascite d'origine hépatique (Gazette médicale du Centre, juillet 1901, n° 7, p. 97.

BUNGE (Königsberh). — Die Talmalsche opération (Centralblatt für chirurgie, n° 26, XXXI Kongress, p. 115, 28 juin 1902).

CASTAIGNE ET BEUDER. — Sur les causes de mort après ligature brusque de la veine porte (Archives de médecine expérimentale et d'anatomie pathologique, novembre 1899, p. 751 n° 6).

CHERVINSKY. — Traitement opératoire de l'ascite consécutive à la cirrhose du foie (Société thérapeutique de Moscou. Séance du 9 janvier 1900).

— Wracht, 1900, n° 12, p. 370 (Presse médicale, 1901, 26 janvier, n° 8, p. 47 (Gazette des hôpitaux, 1900, 17 mai, n° 57, p. 577).

CLÉMENTI. — Rassegna intern. della médicina moderna, anno 11, 1900, n° 1.

COMMANDINI ET SALVOLINI. — Gazz. dégli. osp., anno XXI, 1900, n° 150.

CRUVEILHIER. — Sur les causes de la mort après ligature brusque de la veine porte (Thèse de Paris 1900).

Drummond et Morisson. — A case of ascite due to cirrhosis of the liver cured by opération (British médical journal, 19 septembre 1896, p. 701).

Dubourg et Monjour. — Mémoires et bulletins de la Société de médecine et de chirurgie de Bordeaux, 21 juin 1901.

Franke (Brunschwig). — Ueber ein Gefahr der Talma'schen opération, (Beilagrum). (Centralblatt für chirurgie, n°ˢ 26-28 juin 1902, XXXI Kongress, p. 118).

Frazier. — The opérative treatment of cirrolis of the liver, décembre 1900, t. II, p. 661 (The american of the medlcal Sciences).

Froment. — Considérations sur le traitement chirurgical de l'ascite cirrhotique par suture de l'épiploon à la paroi abdominale antérieure (Thèse Paris, 1900-1901, n° 179).

Gilbert. et P. Carnot. — Les fonctions hépatiques. (Masson édit. 1902).

Gilbert. — Travaux scientifiques, 1900 (Masson édit. Bulletin de la Société de biologie, 1889 à 1902).

Glaudot. — Déviation chirurgicale de la circulation porte. Opération de Talma (Archives médicales belges, t. XX, 1ᵉʳ fascicule, juillet 1902).

Grinon. — Traitement opératoire de l'ascite. Société médicale de Hambourg, 16 janvier 1900 (Gazette hebdomadaire de médecine et de chirurgie, 16 janvier 1902, n° 5, p. 49).

Hahn, Massen, Lenke et Fawlow. — Die eck sche Fistel Zwichen der Unteren Holve und der Pfortader (E Arch. f. expériment. Path. und. Pharmak, vol. XXXII, 1893, pp. 161 218).

Ito et Omi. — Alinische und experimentelle Beitrage zur chirurgischen Betrandlung des ascites (Aus der Kaiserlichen chirurgischen universitatsklinik zu Kyoto, Japon). Deutsche Zeitschrift für chirurgie, 1902 t, LXII, p. 141.

Kantzel. — Traitement opératoire de l'ascite dans la cirrhose de Laënnec (Khirurghia, janvier 1902, t. XI, n° 61; p. 10). Presse médicale, 10 mai 1902, n° 38, p. 454).

Kousnetzof. — Sur le traitement chirurgical de l'ascite dans la cirrhose du foie par l'omentofixation, recherches cliniques et expérimentales. (Waratch, 1900, n⁰ˢ 32 et 33, p. 965 ; (Gazette des hôpitaux, 7 février 1901, p. 145.

Kümmel. — Deutsche médicinische Wochens chrift, 3 avril 1902, n° 14, p. 242 ; Die chirurgische Behandlung der ascite bei Labercirrhose.

Lens. — Hechting van het omentum majus aan den Buikwand bif cirrhosis hepatis atrophica (Nederlandsh. tydschrift voor geneeskunde, 10 mai 1902, N° 20, t. 1, p. 645).

Leport. — Etude critique sur l'opération de Talma comme traitement de l'ascite (Thèse Paris, 1901-1902, n° 461).

Maignor. — Curra dell' ascite con le incizoni intra-péritonéali d'ossigeno (Réforma médica, 1898, t. IV, p. 683).

Mansell Moulin. — Traitement chirurgical de l'ascite. Chirurgical Sociéty of London, 11 octobre 1901 (Gazette hebdomadaire, 7 novembre 1901, N° 89, p. 1061).

Mc. Arthur. — The Morisson opération for the establishment of collatéral circulation in cirrhosis of the liver (Annals of Surgery, 1901, t. XXXIII, p. 653).

Monjour. — Du traitement chirurgical de l'ascite dans les cirrhoses veineuses du foie.

Mori. — Contributo alla deviazione chirurgica del sangue della Veina porta (Clinica chirurgica, 10e année, 31 octobre 1902, n° 10, p. 879).

Morison. — Cure of ascites due to liver cirrhosis by opération (The Lancet, 27 mai 1899, t. I, p. 1426).

Murrel. — Omentopexie dans un cas de maladie de Bianti (Med. Press. and. circular, 8 janvier 1902, et Bulletin médical 15 janvier 1902).

Neumvnn. — Zur frage der operativen Beandlung des ascites bei Leber-cirrhosis (Deutsche med. Wochenschrift, n° 36, 27 mai 1899).

Pal. — Wiener medicinische Wochenschrift, 8 mars 1902, n° 10, p. 473 (Gesellschaft der Arzte in Wien, 28 février 1902).

Packard et Le Conte. — The Surgical treatment of ascites due to cirrhosis. of the liver with reportof two cases, mars 1901, t. I, p. 251.

DALM DALMASTRI. — La Diviazone chirurgica del Langue Portale (Clinica chirurg. Milano 1901).

PASCALE. — L'intervento chirurgico nella cirrosis epatica con special riguardo alla leguatura della vena porta e della vena cara inferiore. Communicazione all' academi med. chir. de Napoli, anno LV, n° 4, 1901. (Dans ce travail on trouve la bibliographie italienne.)

ROBERT. — Cirrhotic ascites treated by péritonea anestomosio (Annals of Surgew, V, 31, 1900, p. 489).

ROLLESTON et TURNER. — The surgical tratment of ascites médical Society of London (The Lancet, 16 décembre 1899, t. II, p. 1667).

SALLARD. — Des effets curatifs de la laparotomie dans certaines affections hépatiques (Thèse Paris, 1899-1900, n° 598).

SMITH. — Traitement de l'ascite par la laparotomie (Gazette des hôpitaux, 5 juillet 1900, n° 76, p. 775).

SCHIASSI. — La déviation chirurgicale du sang de la veine porte (Semaine médicale, 1er mai 1901, 21e année, n° 19).

TALMA. — Chirurgische Oeffnung neuer Seitenbahnen für das blute der veina porta (Berliner Klinische Woschenschrift, 19 septembre 1898, n° 38, p. 833) (Semaine médicale, 1898, p. 398).

— Chirurgische Oeffnung neuer Seitenbahnen für das blute der veina porta (Berliner Klinische Wochenscrift, 30 juillet 1900, n° 31, p. 677).

TANSINI. — Ableitung des Portalem Blutes durch die direkte Verbindung der V. Portæ mit der V. cava neues operatires verfahren (Centralblatt für Chirurgie, 6 septembre 1901, n° 36, p. 937).

TILMANN. — Ueberd ia chirurgische Behandlung des Ascites (Deutsche medicinische Wochenschrift, 4 mai 1899, n° 18, p. 285).

TITORF. — Wratch, 1900, n° 12, p. 470 (Société thérapeutique de Moscou, séance du 9 janvier 1900).

Villar. — A propos du traitement chirurgical de l'ascite dons la cirrhose atrophique du foie (Journal de médecine de Bordeaux,
4 août 1901, n° 31, p. 524).

Weir. — On reestablishing surgically the interrupted portal circulation in cirrhosis of the liver (Médical Record, 4 février 1899,
V 55, n° 5, p. 149).

Willems (de Gand). — Dérivation opératoire de la circulation porte
(Société belge de chirurgie, 22 juin 1901). (Gazette hebdomadaire de médecine et de chirurgie, 4 septembre 1901, n° 71,
p. 846).

Zuccaro. — La Cura chirurgica della Cirosi epatica con ascite (Puglia
Med., 1901).

SERMENT

—

En présence des Maîtres de cette Ecole, de mes chers condisciples et devant l'effigie d'Hippocrate, je promets et je jure, au nom de l'Être suprême, d'être fidèle aux lois de l'honneur et de la probité dans l'exercice de la médecine. Je donnerai mes soins gratuits à l'indigent, et n'exigerai jamais un salaire au-dessus de mon travail. Admis dans l'intérieur des maisons, mes yeux ne verront pas ce qui s'y passe, ma langue taira les secrets qui me seront confiés, et mon état ne servira pas à corrompre les mœurs ni à favoriser le crime. Respectueux et reconnaissant envers mes Maîtres, je rendrai à leurs enfants l'instruction que j'ai reçue de leurs pères.

Que les hommes m'accordent leur estime, si je suis fidèle à mes promesses! Que je sois couvert d'opprobre et méprisé de mes confrères, si j'y manque!

—

138